I0071355

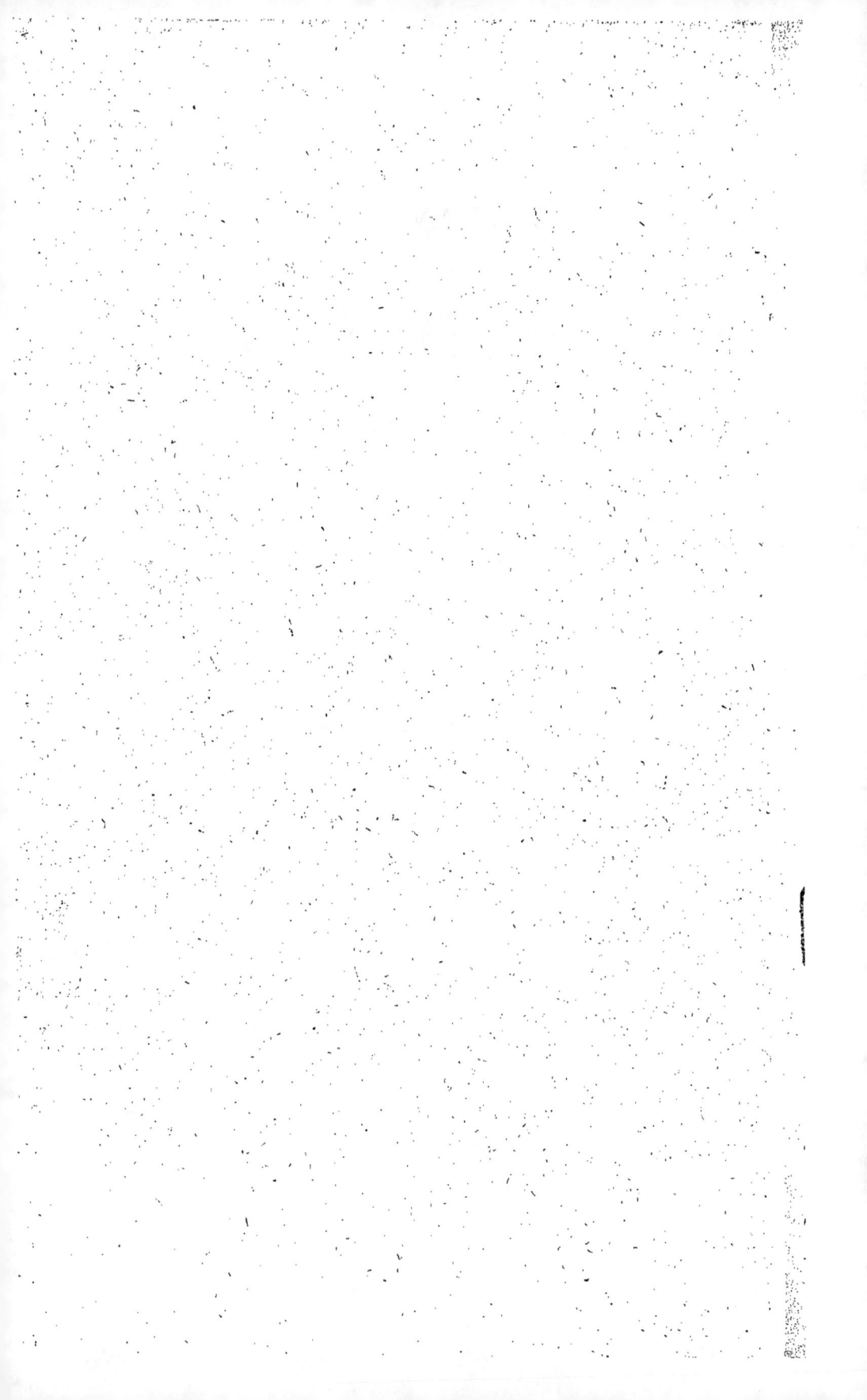

LE TRAVAIL

DE

L'HORLOGERIE

ENGENDRE-T-IL LA PHTHISIE?

PAR EUGÈNE LEBON,

DOCTEUR EN MÉDECINE,

MEMBRE CORRESPONDANT DE L'ACADÉMIE DE DIJON, ETC.

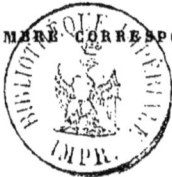

Extrait du Bulletin de la Société de Médecine de Besançon.

DÉPOT LÉGAL
Doubs
N° 114
1862

BESANÇON,

IMPRIMERIE ET LITHOGRAPHIE DE J. JACQUIN,

Grande-Rue, 14, à la Vieille-Intendance.

1862.

LE TRAVAIL

DE L'HORLOGERIE

ENGENDRE-T-IL LA PHTHISIE ?

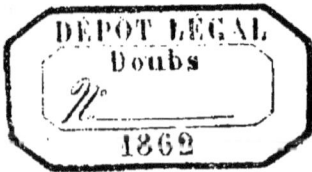

DÉPOT LÉGAL
Doubs
N°
1862

§ Ier.

L'horlogerie favorise-t-elle l'évolution tuberculeuse ? telle est la question que M. le docteur Perron et moi, nous cherchons à résoudre. Je n'ai pas besoin devant des médecins franc-comtois de faire remarquer quelle influence peut exercer sur l'avenir de la principale industrie de Besançon la solution du problème que je viens de poser. Dans une de vos dernières séances vous avez entendu, Messieurs, la lecture d'un Mémoire dans lequel M. Perron a cherché à vous faire partager ses convictions, à savoir : que l'horlogerie conduit fatalement un grand nombre d'artistes à une mort prématurée par suite de phthisie. Je viens aujourd'hui soutenir une thèse diamétralement opposée et m'efforcer de vous convaincre que les horlogers ne deviennent pas poitrinaires par suite de leurs travaux, que cette profession, au contraire, dans beaucoup de cas, prolonge l'existence d'un certain nombre d'entre eux.

Le Mémoire de M. Perron peut se diviser en deux parties, l'une pratique, l'autre critique ; je m'occuperai d'abord de cette dernière.

Dans un travail intitulé *Phthisie et Horlogerie,* j'interprétais dans un sens favorable à mes opinions les doutes émis par votre secrétaire, dans votre dernier Bulletin, sur la valeur de la théorie de l'intoxication cuprique. J'avais dans le même but donné sur cette question les appréciations de mes confrères, tant de Besançon que des grands centres d'horlogerie. L'auteur du Mémoire sur l'absorption cuivreuse m'objecte que « l'opinion, favorable ou non, est un argument qu'il » ne faut invoquer qu'avec une extrême réserve. On a dit » de celle du vulgaire qu'elle est une grande sotte ; l'opinion » des médecins a certainement plus de valeur ;... mais ce- » pendant combien elle est variable en elle-même et peu » sûre ! (Mémoire manuscrit, p. 9.) »

Guidé par les conseils de M. Loir, professeur de chimie à la Faculté de Besançon, et, après son départ, par ceux de notre confrère M. Bourgeau, pharmacien de première classe, j'avais essayé d'établir par des expériences que l'absorption du cuivre ne pouvait pas produire la coloration verte du système épidermique, que ce n'était pas ce métal qui verdissait les vomissements observés chez certains phthisiques ; j'avais même fourni des observations de coloration verte des dents et des cheveux recueillis chez des individus n'ayant jamais manié de cuivre ; passant sous silence mes observations, mon contradicteur croit pouvoir détruire la valeur des faits que je lui oppose, sans même les avoir contrôlés, en faisant simplement remarquer « qu'il faut se défier des expériences » négatives de la chimie, science pleine de difficultés et de » complaisance (p. 19),... et quelquefois remplie de bonne » volonté (p. 20). » On me permettra de demander à M. Perron pourquoi la chimie n'a de complaisance que pour les adversaires de l'intoxication cuprique, et quels sont les motifs d'une telle partialité?

Des pesées rigoureuses m'avaient démontré que les horlogers ne produisaient qu'une quantité insignifiante de déchets. Bien que la contre-épreuve eût été facile, elle n'a pas même été tentée par M. Perron, qui croit cependant faire justice de cette partie de mon travail en écrivant (p. 26 et 27) : « On nous fait voir, à la vérité, par des pesées plus
» ou moins rigoureuses, que les déchets du cuivre dans les
» travaux d'horlogerie sont presque nuls, et que l'ouvrier n'a
» rien à craindre des doses homœopathiques qu'il en absorbe
» dans un jour. Mais comme ceux qui nous font voir cela
» nous assurent aussi que ce métal est complétement inof-
» fensif, je mets en doute leur assertion : qui dit trop ne dit
» rien. »

M. Perron pourrait-il expliquer le rapport qu'il établit entre une assertion et des pesées qui n'exigent ni grande science ni grandes difficultés pour être cependant bien faites?

J'avais, enfin, cru trouver une prédisposition à la phthisie chez un grand nombre d'horlogers, soit dans les excès auxquels ils se livrent, soit dans leur constitution héréditaire ou acquise. M. Perron se contente de nier. « On invoque
» ici, dit-il, des conditions d'insalubrité auxquelles on ne
» songeait guère en 1857 (p. 14)... Sont-ils donc plus débau-
» chés, ajoute ce médecin, que la généralité des artistes? Non.
» Sont-ils plus scrofuleux et lymphatiques que les autres?
» Non. Sont-ils donc les seuls debout, immobiles, scrofuleux
» et *tendres* au froid (p. 15) ? » Nous verrons bientôt ce que valent toutes ces affirmations sans preuves à l'appui.

§ II.

Les troubles de la circulation et la statistique font l'objet de la seconde partie du Mémoire de M. Perron; nous allons donc rechercher si en effet de ce côté on trouve la preuve de l'empoisonnement par le cuivre.

« Les vrais symptômes de l'intoxication, c'est la fièvre » (p. 22), dit mon adversaire, » qui fournit une suite d'observations recueillies par lui, tant à Besançon que dans la banlieue, soit chez des horlogers, soit chez d'autres ouvriers appartenant à des professions sédentaires. Voici le résultat de ces recherches :

DANS LA BANLIEUE.

Moyenne des pulsations.

80	chez 10 horlogers.
66	chez 7 ouvriers tant cordonniers que tailleurs.

A BESANÇON.

78	chez 5 artistes, } détenus à Bellevaux.
65	chez 4 cordonniers,
77	chez 15 monteurs de boîtes, tant en or qu'en argent.
77,09	chez 11 horlogers.
74,70	chez 11 finisseurs.
70,34	chez 11 graveurs.
68,16	chez 12 comptables.

De ces données, qu'on ne saurait suspecter puisqu'elles émanent du travail de M. Perron, il résulte les faits suivants : c'est que les prétendus troubles de la circulation occasionnés par la manipulation du cuivre sont bien plus à redouter dans la banlieue qu'à Besançon, bien que cette ville soit dans de moins bonnes conditions hygiéniques ; c'est encore que de toutes les parties de l'horlogerie, celles qui offrent le moins de danger sont, après la gravure, le finissage, bien que dans cette dernière partie on ne manie que du cuivre, fait évidemment en opposition avec la théorie de l'intoxication cuprique.

Que le pouls soit moins fréquent chez les cordonniers, les tailleurs, que chez les horlogers, il n'y a rien là qui puisse surprendre. Les premiers ont constamment les jambes croisées, ce qui constitue un véritable obstacle à la liberté de la circulation. Ne sait-on pas également que ces professions s'exercent le plus souvent dans des rez-de-chaussées humides, surtout dans la banlieue; que le gain est très précaire, les chômages fréquents, que par conséquent le pouls, dans ces conditions, doit être le pouls d'individus affaiblis par la misère et ne peut servir de type d'une circulation normale? Au contraire, les horlogers, vivant dans de bonnes conditions hygiéniques, ayant une alimentation substantielle, doivent offrir des pulsations dans de tout autres conditions, leur pouls doit être plus fréquent sans être exagéré, parce que j'admets qu'on n'a pas institué les expériences sur des individus livrés à la débauche, cas auquel l'expérimentation pécherait par la base.

On m'objectera peut-être que les comptables sont aussi bien logés, vêtus et nourris que les artistes, et que cependant chez eux le pouls se rapproche de celui des cordonniers et des tailleurs. A cela je répondrais que les premiers ont une alimentation trop riche pour le peu d'exercice qu'ils prennent et le peu de force qu'ils déploient, que les hommes de bureau sont en général replets, que l'obésité a pour résultat le ralentissement du pouls. Ce n'est donc pas dans de semblables analogies qu'il faut chercher la solution de la question qui nous occupe; le véritable problème est le suivant :

Quelle est la normale du pouls chez l'adulte? Cette normale est-elle plus forte chez les horlogers, et diffère-t-elle assez de la normale générale pour que l'on puisse prétendre que les artistes sont dans un état permanent de fièvre?

Si nous ouvrons le Dictionnaire de médecine en 30 vol. à l'article Pouls, dû à la plume de M. Rochoux, nous lisons : que chez l'adulte le pouls varie entre 70 et 80 pulsations, que la position verticale augmente notablement le nombre des pulsations; ce qui explique tout d'abord la différence des pulsations observées chez les cordonniers, les tailleurs, les comptables, les graveurs et les finisseurs d'une part, et chez

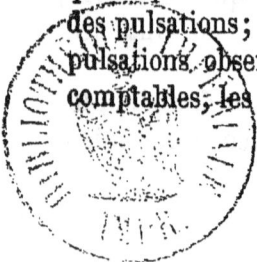

les monteurs de boîtes de l'autre, les premiers étant constamment assis, les seconds toujours debout. Ce qui résulte
encore des tableaux de M. Perron, c'est que la moyenne des
pulsations chez les artistes varie entre 70 et 80, qu'elle n'atteint qu'exceptionnellement ce dernier chiffre, que par
conséquent la normale des pulsations n'est pas autre chez
les horlogers que chez les adultes, et que par conséquent le
véritable symptôme de l'intoxication, la fièvre, fait complétement défaut. Reste la statistique : voyons donc si cette
dernière arme se tournera contre nous.

§ III.

Dans mon premier travail sur la question qui nous
occupe, j'avais fait voir à combien de causes d'erreur était
exposée la statistique la plus consciencieuse ; j'avais, d'autre part, à l'aide du nombre de montres présentées au
contrôle, des salaires moyens, etc., cherché à déterminer le
nombre d'artistes que pouvait compter Besançon ; d'après
ces bases, il me semblait qu'on pouvait porter à 12,000 le
chiffre des horlogers de notre fabrique. On nous oppose le
recensement de 1861, qui ne comprend que 6,811 artistes,
les femmes, les enfants et les domestiques comptant comme
des horlogers.

« Je ne vois pas, dit M. Perron, qu'on puisse contester
» avec quelque fondement l'exactitude d'un recensement
» minutieux et nominatif de tous les citoyens, d'un recen-
» sement si précis, qu'il sert au fisc pour établir les *person-*
» *nelles* et les *patentes* (p. 5). »

Je ferai d'abord remarquer que la contribution person-
nelle est indépendante de la profession, que le fisc n'attache
par conséquent aucune importance à la catégorie dans laquelle chaque individu est placé ; d'autre part, la patente
n'atteint que les individus ayant magasin ou atelier parmi
la classe qui nous occupe. Sous ce rapport la statistique

municipale, faite au point de vue de l'impôt, est exacte, j'en suis assuré. Mais l'erreur de mon contradicteur, en s'appuyant sur le chiffre 6,811, repose précisément sur le principe qui a servi de base au recensement, parce qu'en effet, de même que les domestiques, enfants et femmes d'horlogers sont considérés comme artistes, ce que j'admets avec M. Perron, qui le reconnaît lui-même, p. 3 , par une raison identique, la même règle a été appliquée aux autres professions. Or, comme le plus grand nombre des horlogers demeurent chez leurs parents, ils n'ont pas été classés parmi les artistes; et comme les professions étrangères à l'horlogerie sont les plus nombreuses, il s'ensuit que le chiffre des omissions que je puis invoquer en ma faveur est bien plus fort que celui que l'on peut m'opposer, ce qui me permet de maintenir que l'horlogerie comprend environ les 4/15es de la population bisontine.

Si nous interrogeons la statistique mortuaire, émanée de M. le vérificateur des décès, qui a bien voulu me fournir tous les renseignements dont j'avais besoin, avec la plus grande bienveillance, nous trouvons pour 1860 (1), 50 décès par phthisie; 11 parmi les horlogers, 39 parmi le reste de la population, c'est-à-dire environ les 4/15es des décès parmi les artistes, chiffre qui concorde avec les faits que nous avions avancés.

Voici un tableau plus détaillé pour la mortalité de 1861 ; il répond aux divisions admises par M. Perron.

TABLEAU DES DÉCÈS INTRA MUROS POUR 1861 , LES HOSPICES NON COMPRIS.

AU-DESSOUS DE 15 ANS.

Horlogers.	Non horlogers.
70	221

(1) La statistique de M. le docteur Jacques , vérificateur des décès , ne comprenait que les morts ayant été constatées depuis le 25 janvier au 31 décembre 1860.

AU-DESSUS DE 50 ANS.

Horlogers.	Non horlogers.
2	229

ENTRE 15 ET 50 ANS

Phthisiques.	Non phthisiques.		Phthisiques.	Non phthisiques
Hommes.			Hommes.	
16	7		17	40
Total,	23		Total,	57
Femmes.			Femmes.	
5	14		30	47
Total,	19		Total,	77

MORTS-NÉS.

58

Total général, 766.

Il résulte de ce tableau que, tandis qu'on trouve au-dessous de 15 ans environ les 4/15es des décès parmi les artistes, au-dessus de 50 ans on ne rencontre que 2 décès chez les horlogers et 229 dans le reste de la population ; ce fait, qui surprend d'abord, s'explique cependant tout naturellement, lorsqu'on réfléchit qu'avant 1846 il n'y avait à Besançon que ce que l'on appelait alors la colonie qui s'occupât de la construction des montres ; qu'à partir de cette époque seulement la population indigène se jeta en masse dans l'horlogerie. Or, les individus qui faisaient en 1846 leur apprentissage, avaient de 15 à 30 ans ; ils ne peuvent donc pas avoir aujourd'hui cinquante ans. On comprend dès lors qu'il doive s'écouler encore au moins une vingtaine d'années avant qu'on puisse sérieusement songer à établir des rapports entre le nombre des décès des artistes ayant dépassé l'âge de cinquante ans, et celui de la population non horlogère dans les mêmes conditions d'âge.

En abordant le cœur de la question, c'est-à-dire les décès

observés chez les adultes de 15 à 50 ans, nous ferons remarquer que c'est la période de la vie où la phthisie fait le plus de ravages.

Le premier fait qui nous frappe, c'est que sur 766 décès on n'ait noté que 67 morts dues à la tuberculisation, ou 1 décès par phthisie sur 11,4, ou encore 9,14 p. 100, moyenne trop élevée sans doute, mais cependant de beaucoup inférieure à celle des pays de fabrique, et qui s'éloigne sensiblement de celle que l'on a constatée aux Etats-Unis, où elle atteint les 11 p. 100 du total des décès.

Cette statistique démontre encore que notre population n'est pas *plus que décimée* par la phthisie, ainsi qu'on a eu le tort de l'avancer. J'avouerai également que cette moyenne m'a fait reconnaître, ainsi que M. Perron l'avait avancé, que j'avais eu tort de m'appuyer, dans mon premier travail, sur la statistique municipale de 1859 ; que ce document n'était pas apocryphe, ainsi que M. Perron l'a dit, mais seulement erroné , et que la moyenne que j'ai donnée dans ce Mémoire était de beaucoup trop faible, parce qu'elle émanait de pièces que j'avais lieu de croire exactes, puisqu'elles étaient officielles, ce qui n'était pas en réalité.

Au premier abord il semblerait résulter du tableau que nous venons de présenter, que plus des deux tiers des artistes du sexe masculin, âgés de quinze à cinquante ans, meurent de phthisie, tandis que la même cause ne figure que pour un peu plus d'un quart dans les causes de décès de la population non horlogère ; il est encore vrai que l'observation inverse pourrait être faite dans le sexe féminin, sans que l'on puisse trouver d'explication plausible à ce phénomène.

Je pourrais bien encore faire des réserves sur les seize artistes adultes morts phthisiques , attendu que quatre de ces derniers ne touchaient pas de cuivre, puisque, nous le verrons dans un instant, deux étaient tailleurs de limes, un ouvrier en ressorts, enfin un dernier fabricant d'horlogerie, par conséquent ne travaillant pas manuellement ; mais je n'insisterai pas, ce n'est pas sur des chiffres bruts que je veux discuter. Voici, du reste, les professions des divers membres de la fabrique morts par suite de phthisie.

Il y avait :

7 repasseurs et remonteurs,
2 monteurs de boîtes,
2 tailleurs de limes,
1 fabricant,
2 graveurs,
1 ouvrier en ressorts,
1 seul finisseur.

Parmi les horlogères :

1 finisseuse de boîtes de montres en argent,
1 guillocheuse,
1 femme de fabricant,
1 femme de fabricant de ressorts,
1 pierriste.

§ IV.

Les observations reposant sur des faits matériels doivent, assurément, l'emporter sur les raisonnements, toujours plus ou moins problématiques ; j'ai donc recueilli près de mes confrères (qui tous, je me plais à le reconnaître, ont mis le plus grand empressement à satisfaire mes désirs), j'ai recueilli, dis-je, les renseignements suivants, qui coupent court à toute discussion. Les seize horlogers et les cinq horlogères morts phthisiques, auxquels ils ont prodigué leurs soins, se trouvaient dans les conditions que je vais indiquer, en faisant, toutefois, abstraction des noms par respect pour le secret médical. Les docteurs à qui je dois ces éclaircissements sont MM. Bertrand, Bruchon, Coutenot, Druhen (Etienne), Foncin, Grenier, Hugon, tous professeurs à l'Ecole de médecine de Besançon ou l'ayant été, et MM. les docteurs Bodier et Pourcelot. J'ai moi-même traité deux de ces phthisiques.

La première observation se rapporte à un monteur de boîtes dont le père était mort phthisique ; sa mère comptait de nombreux tuberculeux de son côté ; phthisique avant de prendre cette profession , il était l'unique soutien de sa famille, charge qui n'a pas peu contribué à sa mort.

La seconde observation nous est encore fournie par un monteur de boîtes, homme vigoureux il est vrai , mais abusant de la vie ; il s'adonnait à la boisson plusieurs fois par semaine, et usait étrangement des plaisirs des sens. Son médecin ne saurait attribuer sa mort à l'horlogerie.

Le sujet de la troisième observation est un graveur, se livrant à la débauche et passant quelquefois quinze jours dans un état permanent d'ivresse ; le médecin traitant croit même que c'est par erreur qu'il a été rangé parmi les phthisiques.

La quatrième observation est celle d'un repasseur originaire de la Suisse, qui, après avoir été ruiné par de fausses spéculations, avait passé dix-huit mois en prison pour dettes ; en sortant de cet établissement, il travailla six mois jour et nuit pour soutenir une famille composée de dix personnes dont aucune ne gagnait, et pour payer des dettes contractées pendant son incarcération ; il était de plus scrofuleux ; trois de ses enfants portent des marques non équivoques de cette affection ; l'un a une carie de l'os sous-orbitaire, un autre un abcès froid du temporal , le troisième une tumeur blanche du genou. Le médecin attribue sa mort aux privations qu'il a subies et aux excès de travail, qui n'ont fait qu'aggraver son lymphatisme.

La cinquième observation nous montre un jeune homme repasseur et remonteur, qui, dès l'âge de six ans, à la suite, dit-on, d'une rougeole rentrée, vit se développer une tumeur blanche du genou ; il ne put atteindre la taille d'un mètre ; rachitique depuis de longues années, il avait une affection du cœur, et c'est à une hydropisie, suite de cette maladie, plutôt qu'à la phthisie, que doit être attribuée sa mort.

Un ancien cordonnier fait l'objet de la sixième observation : scrofuleux au dernier degré, ne pouvant plus travailler de son état, il se mit à apprendre le repassage et le remontage. Son apprentissage était à peine achevé qu'il mourait.

Quant à la septième observation, nous la trouvons dans un jeune homme débile, avec de nombreuses traces de ganglions sous-maxillaires s'étant autrefois abcédés. Ne pouvant supporter la fatigue d'aucun apprentissage, il avait cherché à se faire une position dans l'art du remontage, mais il était condamné depuis longtemps.

Nous avons recueilli la huitième observation sur un fils naturel d'une mère phthisique : ce repasseur passait la plus grande partie de sa vie à la pêche à la ligne dans l'eau jusqu'au genou ; cette habitude n'a fait que précipiter le cours de la phthisie, que l'horlogerie ne pouvait prévenir.

La neuvième observation est celle d'un repasseur ayant eu de nombreuses récidives de rhumatisme articulaire aigu ayant envahi toutes les séreuses, y compris celles du cœur. Il portait un anévrisme de la crosse de l'aorte ; sans l'horlogerie, il serait mort depuis longtemps.

La dixième observation se rapporte à un homme d'une trentaine d'années, toussant et crachant depuis bien des années, et n'ayant appris la partie de repasseur que parce qu'il ne pouvait marcher, ayant eu autrefois une carie des os du pied.

La onzième observation nous est fournie par un fabricant dont le père et la mère sont morts phthisiques : ne sachant pas l'horlogerie, un visiteur se chargeait de cette partie de son commerce ; lui tenait la comptabilité.

La douzième observation concerne un graveur, petit, faible, maigre, à démarche incertaine ; quelle qu'eût été la profession qu'il eût embrassée, me disait son médecin, il devait mourir phthisique.

Un ouvrier en ressorts fera le sujet de la treizième observation ; cet homme avait eu, six mois avant sa mort, une carie d'os du pied, à la suite d'un refroidisssement éprouvé en trempant des ressorts ; il fut emmené par une phthisie galopante.

La quatorzième observation nous fait voir un tailleur de limes, scrofuleux au dernier degré avant même d'apprendre son état, et qui cependant se maria très jeune, abusa des droits conjugaux malgré trois plaies suppurantes de diverses articulations ; aussi n'exerça-t-il que peu de temps sa profession.

La quinzième observation émane encore d'un tailleur de limes, qui n'avait pris cette profession que parce qu'elle n'exigeait pas qu'on fût debout ; il marchait avec des béquilles.

La seizième observation est celle d'un scrofuleux qui, ne pouvant continuer à faire des chaussures, apprit le finissage : il mourut avant d'avoir pu se procurer les adoucissements qu'il se promettait de sa nouvelle profession.

Les cinq horlogères se trouvaient dans les conditions suivantes :

Nous avons recueilli la première observation d'une jeune fille qui crachait et toussait depuis l'âge de douze ans, avait fait quatre ans d'apprentissage de finisseuse de boîtes en argent, parce qu'elle ne pouvait suivre un mois de suite l'atelier ; son apprentissage achevé, elle ne pouvait travailler que quelques heures chaque jour.

Une ancienne courtisane nous fournira la seconde observation. A l'âge de trente ans, elle apprenait l'état de guillocheuse ; depuis de longues années elle traitait sans succès des accidents vénériens de la gorge et des organes génitaux ; phthisique au troisième degré, elle accouchait pour la quatrième fois.

La troisième observation est relative à une femme qui figure sur la statistique comme pierriste, bien qu'elle n'eût jamais exercé aucun état ; elle vivait, il est vrai, chez un pierriste.

La quatrième observation concerne la femme d'un repasseur ; elle avait eu douze enfants pendant qu'elle habitait la campagne. Venue à Besançon à la suite de revers de fortune, elle n'a jamais touché d'outils d'horlogerie.

La cinquième observation porte sur la femme d'un fabricant suisse, qui est venu s'établir à Besançon ; cette femme ne quittait pas son salon, où elle s'occupait de broderie et de tapisserie ; elle était arrivée au troisième degré de la phthisie lorsqu'elle devint enceinte pour la quatrième fois.

Les médecins qui ont soigné ces vingt-un phthisiques, soit seuls, soit concurremment avec d'autres confrères, m'ont tous déclaré qu'ils n'avaient jamais pu attribuer aucun de ces décès à l'horlogerie ; que même dans un grand nombre de cas l'existence de ces malheureux phthisiques avait été prolongée par les adoucissements qu'un salaire élevé leur permettait de se procurer.

J'ajouterai à ces observations le résultat des recherches que j'ai faites pendant trois mois à l'hôpital Saint-Jacques ; il confirme les faits précédents. A la salle Saint-Denis, je rencontre un jeune homme de vingt-six ans, entré pour une hémoptysie ; à l'auscultation, on entend quelques craquements au sommet du poumon droit ; il ne serait, selon lui, malade que depuis deux mois. Il est venu à Besançon en 1859. Né dans la Haute-Saône, il a travaillé comme forgeron dans des hauts-fourneaux jusqu'au moment où il s'est décidé à quitter la campagne pour apprendre la profession de remonteur et repasseur. Dans sa jeunesse, il a eu une fièvre intermittente. Ses parents vivent encore, il a une sœur domestique qui crache du sang. Interrogé sur les motifs qui l'ont conduit à Besançon, il me répond qu'ayant eu une entorse, il n'a pu continuer son état. Je me fais montrer le membre malade et je vois une vieille tumeur blanche du genou ; la jambe est complétement émaciée et ne prend plus de vie depuis longtemps, le pied est fortement déjeté en dehors ; cette difformité remonte évidemment à son enfance ; c'est donc faute de trouver du travail aux champs que ce scrofuleux a embrassé l'horlogerie. Ce malade est sorti après un mois de traitement.

Dans la même salle, j'ai vu un grand jeune homme de vingt-deux ans, aux cheveux très fins et d'un beau noir jais, avec de grands yeux recouverts de longs cils, aux pommettes saillantes et très colorées ; il est atteint d'hémoptysie avec sueurs nocturnes profuses. C'est du reste la première fois qu'il se fait traiter : né sur les bords de l'Ognon, il a travaillé dans sa jeunesse à des hauts-fourneaux comme forgeron ; il habite Besançon depuis six ans ; sa mère était enceinte de lui depuis quatre mois lorsqu'il a perdu son père de la poitrine. En arrivant à Besançon à l'âge de seize ans, il s'est mis commissionnaire en horlogerie pendant quatre ans, et depuis deux ans, il exerce la profession de graveur ; pendant qu'il était commissionnaire, il s'est livré à la masturbation ; depuis il a fait des excès de boisson et de femmes ; après six semaines de traitement, il sort de l'hôpital.

Même salle, je trouve un dégrossisseur d'horlogerie, âgé de trente-six ans, originaire de la Suisse ; il n'a quitté son pays qu'après des revers de fortune qui l'ont réduit, lui et sa famille, composée de six personnes, à la plus extrême misère. Jusque-là il avait joui de la meilleure santé, dit-il, bien qu'il portât encore les traces non équivoques de glandes abcédées. Arrivé à Besançon, il habitait un rez-de-chaussée humide, non aéré, et couchait dans un cabinet où l'eau suintait continuellement. Il a craché du sang longtemps ; enfin, après dix-huit mois de traitement, il se remit et reprit pendant un an sa profession ; après quoi il entra à l'hospice pour une albuminurie à laquelle il a succombé. L'autopsie n'a pu être faite que pour les reins. Deux de ses enfants ont des glandes suppurantes au cou ; l'un d'eux a une tumeur blanche du médius. Cependant, d'après les renseignements qui m'ont été fournis, c'était un homme bien portant, gai, chantant toujours avant ses revers ; depuis ses malheurs, il était devenu sombre, par moments très violent. Doit-on attribuer sa phthisie à l'horlogerie ? Je ne le pense pas.

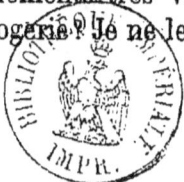

A la salle Saint-Joseph, j'ai rencontré un Suisse, guillocheur de profession, âgé de quarante-quatre ans; il travaille depuis l'âge de onze ans dans des fabriques, tantôt dans l'arrondissement de Montbéliard, tantôt en Suisse, enfin à Besançon. Marié à vingt-six ans, il s'était séparé de sa femme après un an, par suite de sa mauvaise conduite; depuis l'âge de quinze ans, il boit en moyenne par jour un demi-litre d'eau-de-vie ou d'absinthe, quelquefois beaucoup plus; quant aux excès de femmes, il a été renommé, me disait-il, pour ses prouesses en ce genre. Il entre dans le service pour une fistule à l'anus; à l'auscultation, je n'ai trouvé aucun signe positif de tuberculisation; la respiration est cependant suspecte; ce sera plus tard un phthisique par intoxication.

Dans la même salle, nous avons rencontré un monteur de boîtes qui gagne 5 fr. par jour, mais qui au moindre malaise est obligé de recourir à la charité publique. Il est entré à l'hôpital pour un engorgement des ganglions sous-maxillaires; c'est encore un Suisse, qui cherche une vie courte et bonne.

Comme dernière observation, nous citerons celle d'un repasseur âgé de trente-sept ans, qui n'a fait que passer quarante-huit heures à l'hôpital avant de décéder; il avait du délire et on n'a pu pour ce motif obtenir de renseignements sur son état; à l'autopsie, on a rencontré quelques cavernes et le reste des poumons farcis de tubercules miliaires. Ses amis m'ont affirmé qu'il passait d'une orgie à une autre, que c'était peut-être le plus grand buveur d'absinthe de la fabrique, que quatre fois déjà il avait été atteint du *delirium tremens*, ce qui explique les hallucinations qu'avaient observées les internes.

Ces faits me paraissent démontrer de la manière la plus évidente que l'horlogerie n'a aucune influence sur le développement de la phthisie; que cette industrie n'a été, dans beaucoup de cas, qu'un moyen dont se sont servis de malheureux scrofuleux pour prolonger leur existence en se procurant, grâce aux salaires élevés qu'offre cet art, une alimentation confortable ; que l'intoxication cuprique n'est encore qu'une hypothèse, pour ne rien dire de plus.

Il semble même que M. Perron ait compris combien les bases de sa théorie étaient fragiles, puisque nous le voyons réduit, comme dernier argument, à étayer au besoin toute sa thèse sur l'action mystérieuse de la force catalytique. « Il me serait prouvé, dit en effet cet auteur, par des ana-
» lyses chimiques, qu'aucune particule de cuivre n'est ab-
» sorbée, que je n'en soutiendrais pas moins que la mani-
» pulation de ce métal prédispose à la phthisie : les faits
» resteraient les mêmes, la théorie seule serait changée ; je
» ne dirais plus que l'absorption du cuivre détermine cer-
» tains accidents, mais son contact. Le cuivre n'agirait plus
» en introduisant dans l'économie des sels délétères, mais
» il opérerait en vertu d'une force catalytique, pour me servir
» d'une heureuse expression des chimistes (p. 20). » Heureuse expression, en effet, en ce sens qu'elle n'engage pas l'avenir !

Mais quoi, pour éviter les effets pernicieux de cette force mystérieuse, en serions-nous réduits à nous abstenir d'aliments préparés ou servis dans des vases métalliques ou enduits de vernis à sels métalliques, et à ne manger, comme certains journaux ont rapporté que cela se passait au Japon, que des viandes hachées, et pour toute vaisselle à ne posséder que des écuelles de bois et des palettes d'ivoire ?

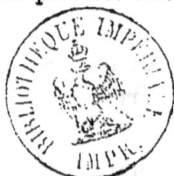

BIBLIOTHÈQUE IMPÉRIALE

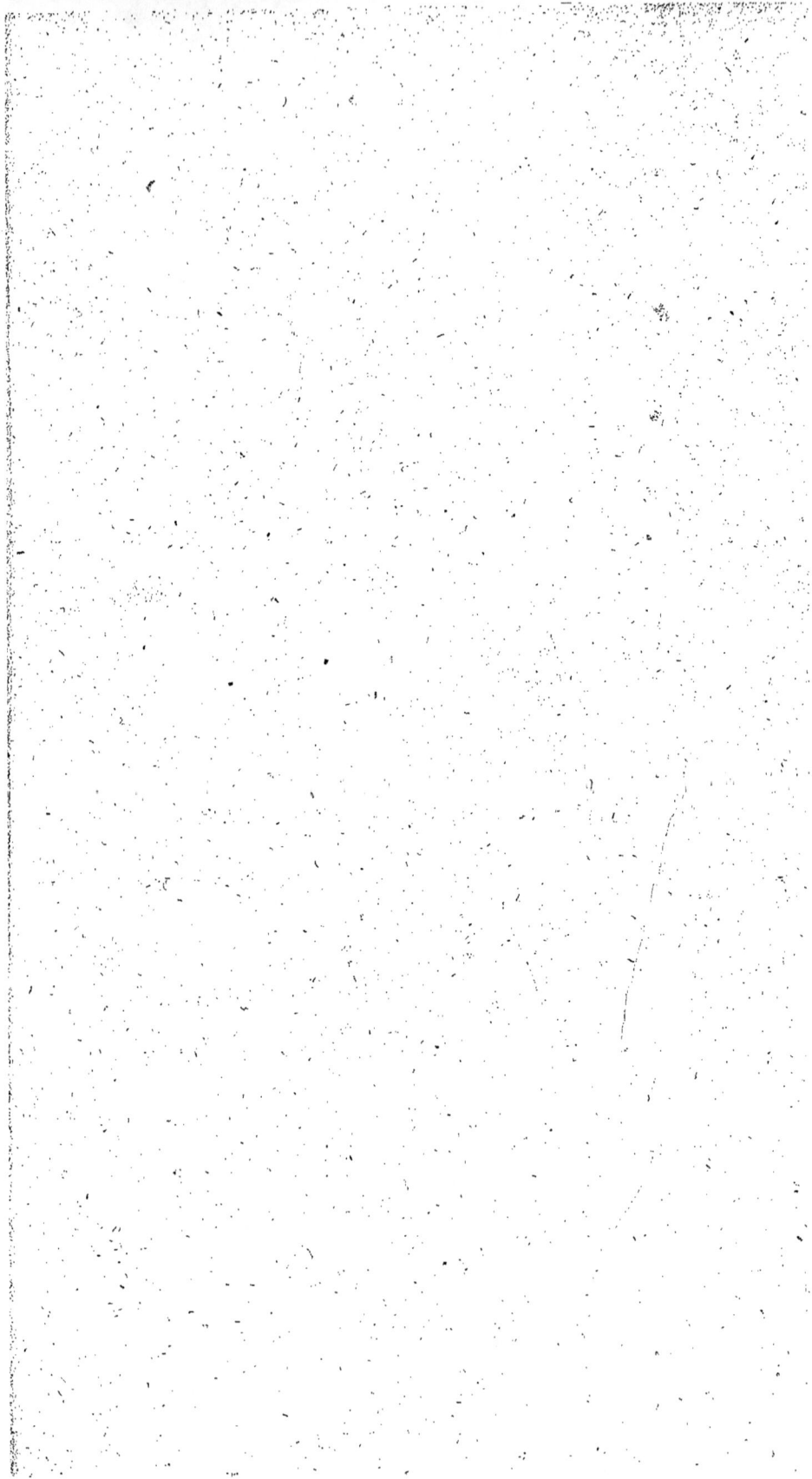

www.ingramcontent.com/pod-product-compliance
Lightning Source LLC
Chambersburg PA
CBHW032257210326
41520CB00048B/5394